TOPOGRAPHIE MÉDICALE DE TOURS

PAR M. BALLY,

Membre de l'Académie nationale de Médecine.

—◦—

EXTRAIT DE LA GAZETTE DES HOPITAUX

(Mars et mai 1850).

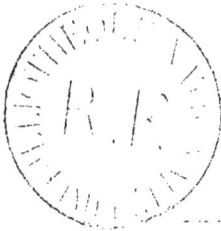

PARIS

IMPRIMÉ PAR PLON FRÈRES

RUE DE VAUGIRARD, 36

——

1850

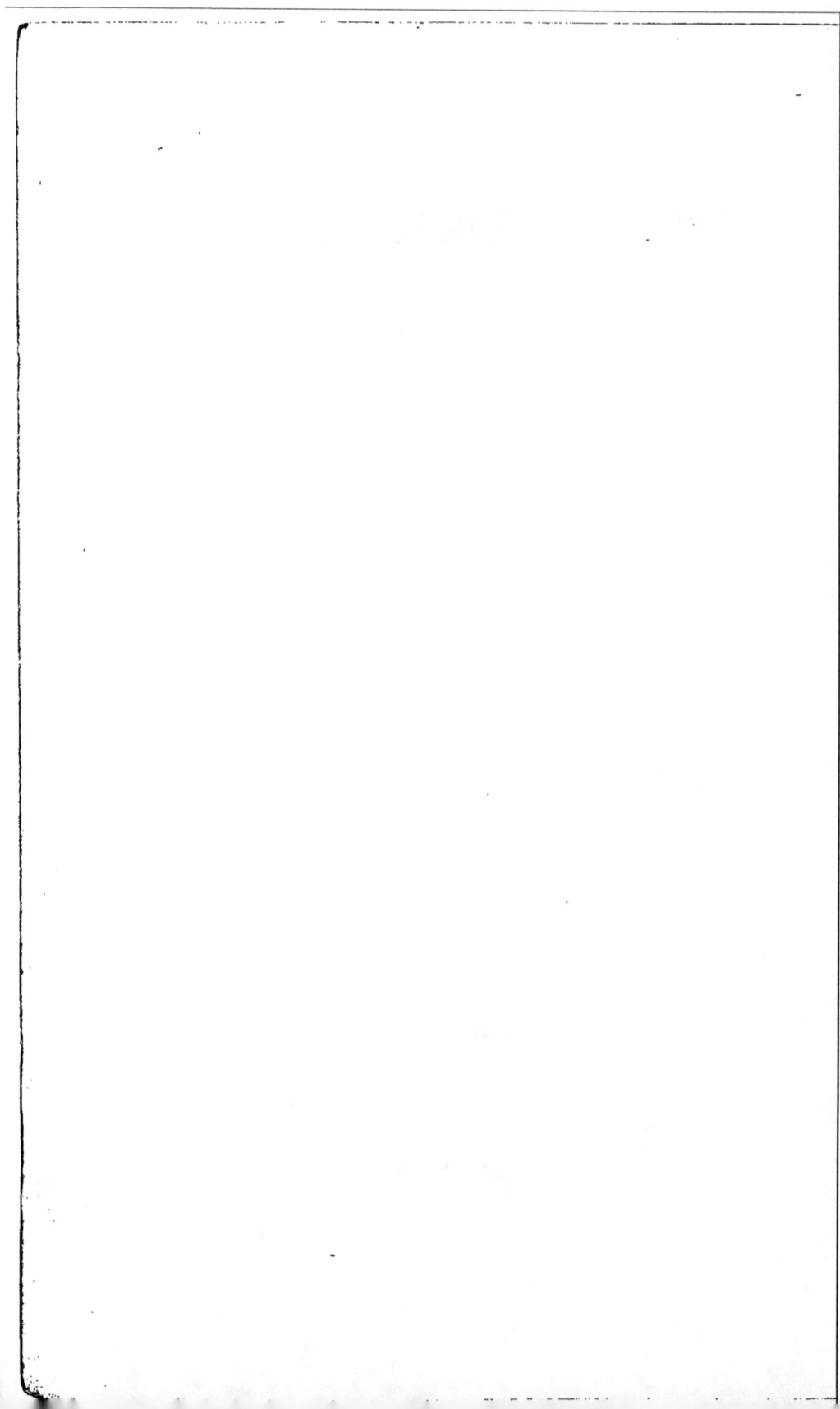

TOPOGRAPHIE MÉDICALE DE TOURS.

Tours, capitale du département d'Indre-et-Loire, est une belle ville. L'atmosphère y est pure, le sol sain, la température moyenne de 11° 5'. L'air et la lumière y circulent, y rayonnent librement. La végétation y est luxuriante, ce qui a mérité à la province le nom, un peu ambitieux, de jardin de la France.

Cette ville est sous le parallèle de 47° 23' 46'' de latitude boréale ; la longitude est de 1° 38' 37'', méridien de Paris. L'étiage de la Loire, au magnifique pont, est de 53 mètres au-dessus du niveau de la mer. Population de 40,000 âmes.

Il est peu de contrées où les eaux soient aussi abondantes qu'à Tours ; outre une rivière souterraine, dont l'existence est démontrée par l'illustre Arago, et 10 puits artésiens, il y a dans le département 6 rivières principales et 25 cours d'eau moins considérables. Il n'existe que cinq sources ferrugineuses froides ; aucune source chaude. Sur 611,679 hectares, 11,031 sont occupés par les eaux; environ la 55ᵉ partie du sol.

Les habitants ont creusé un grand nombre de puits dont ils boivent l'eau, fort chargée en sels calcaires; celle des puits artésiens est bien préférable, et celle de la Loire encore supérieure.

Les puits artésiens ont une profondeur de 112 à 140 mètres ; celui de M. Champoison, qui fait mouvoir sa grande filature de soie, sort avec une chaleur de 17° 5, six degrés au-dessus de la température moyenne de l'atmosphère.

Il ne faut pas se figurer que ces notions hydrographiques soient superflues. L'influence de l'humidité et de l'évaporation veut être convenablement calculée sous le point de vue hygiénique ; la clinique médicale elle-même ne saurait être étrangère à ce genre d'appréciation. Le maître à tous a fait un traité sur l'air, les eaux et les lieux pour nous donner l'exemple.

Tours était le siége de prédilection de Louis XI, le plus grand roi qu'ait possédé la France, n'était cette tache d'avoir traîné constamment à sa suite son compère Ollivier le Daim.

Le sol, ou mieux le sous-sol, est évidemment calcaire. Le grès vert, enfoncé sous la craie, se trouve à 125 mètres au-dessous du niveau de la Loire. Le terrain d'eau douce est assez développé dans le département; son épaisseur varie de 1/2 mètre à 15 mètres. Le dépôt connu sous le nom de *faluns* doit être rangé dans la période pliocène ancienne; et le docteur Giraudet, l'une des notabilités de la science géologique, admet que cette roche appartient bien évidemment à une formation lacustre. Enfin M. Dujardin a trouvé de l'aragonite dans l'eau du puits artésien du quartier de cavalerie.

L'existence de la craie-tuffeau, en formant de nombreuses éminences, a favorisé un genre d'industrie qui consiste à creuser des habitations dans cette roche. La quinzième session du congrès scientifique s'était préoccupée de ces demeures caverneuses, et les hommes de l'art discutèrent, approfondirent la question. Le docteur Chenouard, praticien de Vouvray, fut celui qui contribua le plus à la résoudre sous le rapport de la salubrité. Depuis dix ans, dit-il, que j'exerce dans une localité où il y a un grand nombre d'habitations creusées dans le roc, je n'ai pas vu que ceux qui y séjournent soient plus exposés aux maladies que ceux qui habitent d'autres maisons. On pourrait dire néanmoins que l'air n'y circule pas librement, vu l'absence des fenêtres. Il n'y a que la porte pour toute ouverture.

Enfin une question des plus importantes pour l'objet que je poursuis était de savoir si la maladie asiatique y avait pénétré. Le professeur Charcellay, après des recherches consciencieuses, a constaté qu'elle n'y avait point paru.

Tours possède de nombreux établissements de charité et d'instruction. Ceux qui nous intéressent le plus sont: la Société médicale d'Indre-et-Loire, l'Ecole secondaire de médecine, le jardin botanique, les hôpitaux.

Le 29 nivôse an XI, la Société médicale d'Indre-et-Loire fut inaugurée, et depuis cette époque elle n'a jamais interrompu ses travaux, ni cessé de répandre, au moyen de son Bulletin trimestriel, les bienfaits de ses savantes discussions.

L'Ecole secondaire de médecine s'est constamment distinguée par ses excellentes doctrines et ses bons professeurs.

Dire que nous lui devons MM. Velpeau et Trousseau, c'est faire son éloge. Aux grands moyens qu'elle possède pour l'instruction, il faut ajouter l'hôpital général, vaste établissement où tous les genres d'étude sont offerts à la jeunesse studieuse. C'était naguère un lieu infect; mais un ancien maire, M. Valvin, et un généreux philanthrope, M. Margueron, l'ont transformé en un asile des plus salubres. Dans l'une des cours ils ont fait forer un puits artésien, qui, après avoir fourni des flots abondants à l'hospice, va porter son riche superflu au jardin botanique, qui possède 10,000 plantes, et renferme 1,800 espèces dans ses serres.

Naguère le sol n'était qu'une espèce de marais, entretenu à l'état d'infection par la rue Sainte-Anne, lorsque M. Margueron comprit l'importance de soustraire le pays aux ravages de la fièvre, et de donner à l'instruction ce vaste champ. M. Margueron, qui avait fait d'utiles travaux de chimie industrielle, ne pouvait rester étranger à rien de ce qui concerne le progrès des lumières. Mais, arrêté au premier pas par le manque de fonds communaux, il aurait échoué dans son entreprise s'il n'avait généreusement sacrifié 80,000 francs de sa fortune pour accomplir son dessein. Et ce grand citoyen n'est pas décoré! Montyon l'était-il? J'ai eu l'insigne honneur de le connaître, et je ne me souviens pas d'avoir vu un ruban attaché à sa boutonnière!

Pour compléter ce tableau de l'homme de bien, je dirai qu'il a inspiré ses sentiments de bienfaisance à sa digne compagne, qui, en 1841, fit les frais de la reconstruction de la Madeleine, asile des enfants trouvés; munificence signalée sous l'anonyme par le docteur Charcellay dans son beau rapport sur les aliénés et les enfants du malheur. Je suis heureux de déchirer le voile qui cachait d'aussi nobles actions.

C'est à un ancien maire, M. Valvin, que l'on doit la plus grande partie des embellissements qui ont rendu la ville si agréable et si saine : place et Palais-de-Justice à style monumental, boulevard Heurteloup et Bérenger, embarcadère du chemin de fer, avenue de Grammont, etc.

Honneur et reconnaissance à cet administrateur qui a su tirer de l'oubli le nom d'un médecin digne à tous égards de la vénération du corps médical des armées. Avec beaucoup d'audace, de témérité, de fracas on peut conquérir une place dans la postérité; et les hommes oublient souvent celui qui ne fut animé que par la sagesse, la prudence, l'équité et l'esprit de droiture, unis à un savoir modeste. Ces derniers traits caractérisent parfaitement Heurteloup, à qui M. Valvin a dédié la plus délicieuse des promenades, au sud de Tours.

Le mérite seul avait élevé le Tourangeau Heurteloup à la tête de la chirurgie militaire en 1792. A cette époque mémorable, la République improvisait quatorze armées qu'il fallait pourvoir de tout, car elles manquaient de tout. Quel temps fut plus difficile ? Tout était bouleversé, problématique. On marchait incessamment dans les voies de l'inconnu. Il fallait créer, et Heurteloup fut le créateur du service chirurgical ; il le fit avec ce sang-froid, cette forte trempe et cette haute intelligence qui l'ont toujours caractérisé : *Tenax propositi vir.*

Si j'avais à composer son éloge, je prendrais pour épigraphe cette belle sentence de mon collègue Réveillé-Parise : *On ne doit aux morts que ce qui peut être utile aux vivants ;* et j'ajouterais : *On doit surtout aux vivants l'exemple des vertus de l'homme de bien.*

Heurteloup a laissé un fils qui s'est attaché spécialement aux grandes découvertes des Civiale et des Le Roy-d'Etiolles. La lithotripsie lui doit d'utiles perfectionnements.

CROUP. *Diphthérite laryngée.* — Dans les programmes des congrès scientifiques, il est d'usage de poser les questions qui intéressent le plus les contrées où l'assemblée doit tenir ses séances. A Tours, le croup ne pouvait être oublié, puisque les praticiens de la localité semblent s'être approprié l'étude de cette maladie, et posséder en quelque sorte le privilége, ou au moins la priorité, du meilleur traitement.

Les médecins savent que Bretonneau a, sur ce sujet, fait école, et qu'il est le chef de la doctrine sur l'angine pelliculaire, qu'il nomme diphthérie. Les hommes les plus illustres, tels que MM. Velpeau et Trousseau, s'honorent d'accepter ses principes et de les défendre, surtout sur les points les plus litigieux.

Les vues de Bretonneau sur la diphthérie ont reçu de l'extension depuis 1827, époque de la publication de sa Monographie. Il développa ses principes au Congrès, dans une allocution qui dura plusieurs heures. A ce praticien éminent, succéda le docteur Roux, de Marseille, qui improvisa avec facilité et bonheur sa pensée sur la nature de cette angine, qu'il considère comme une inflammation spécifique avec spasme des muscles du larynx.

Le docteur Mirault, d'Angers, partage bien des opinions analogues sur la nature du croup ; mais il vante l'émétique comme un agent précieux, les rubéfiants, et surtout un vésicatoire sur la région sternale. Il n'est point partisan de la trachéotomie, point capital sur lequel il est en opposition avec l'école de Tours.

Le professeur Thomas, après l'avoir réfuté, éclaira avec un rare talent la question des caractères anatomiques de la formation de la membrane, son étendue, son siége ; tantôt partant de l'arrière-bouche, des fosses nasales ; tantôt pénétrant jusque dans les divisions bronchiques.

Enfin, M. Charcellay, professeur de clinique interne, s'attacha spécialement à défendre les doctrines de son école, et à bien faire connaître le traitement le plus convenable, le plus sûr contre la diphthérite des voies aériennes. Ce praticien distingué ne se contenta pas d'exposer des principes théoriques, il apporta à l'appui 22 observations de diphthérite pharyngo-nasale, et 13 de diphthérite laryngée. Les 22 premiers malades guérirent par la cautérisation ; et 9 des 13 derniers furent, par le même procédé, arrachés à une mort imminente.

Dans 6 autres cas arrivés à la période extrême, la cautérisation ayant été insuffisante, M. Charcellay eut recours à la trachéotomie, et 4 d'entre eux durent évidemment leur salut à cette opération.

En résumé, la majorité de la section admet les préceptes de MM. Bretonneau et Trousseau, et maintient que la cautérisation par l'azotate d'argent dans la première période, et la trachéotomie dans la dernière, constituent la méthode la plus sûre, et qu'appuie le plus grand nombre des faits. C'est là ce qu'il y a de plus vrai et de mieux démontré par l'expérience.

Le docteur Anglada, dans son rapport sur la situation de la Société médicale d'Indre-et-Loire, et le docteur Miquel, dans un récent mémoire, se montrent partisans de cette thérapeutique. Si le docteur Miquel s'en éloigne en apparence, c'est en substituant le calomel à la cautérisation par le nitrate d'argent. Il l'administre à la dose de 10 à 15 centigr. associé à l'alun. Il attribue au calomel une action spécifique sur la muqueuse laryngo-trachéale.

Tous proscrivent les émissions sanguines.

Enfin, la Société de Chirurgie de Paris, qui renouvelle et continue si admirablement cette ancienne Société du même nom, l'une des gloires de la France, vient d'agiter la même question, et a conclu, comme les notabilités de Tours, à la cautérisation et à la trachéotomie.

Une intéressante question avait été posée dans le programme du congrès de Tours, celle de la miliaire. Le professeur

Bertini (de Turin) se chargea d'engager la lutte, et il le fit avec le talent qui le distingue. Suivant ce praticien, il est avantageux de favoriser et d'entretenir l'éruption par de doux diaphorétiques, aidés des bains généraux et des fomentations aux extrémités pelviennes. Il se manifeste quelquefois au début une grande agitation, un grand trouble. Alors on aura recours aux opiacés, et de préférence au sulfate de morphine. La saignée est rarement indiquée, à cause de la prédominance de la faiblesse. On recommande néanmoins les sangsues aux jugulaires si la congestion cérébrale semble menacer. L'acétate d'ammoniaque, la décoction de tamarin et l'infusion de polygala ont trouvé leur application, ainsi que la décoction de quinquina si la maladie se prolonge ou dégénère. Enfin il faut avoir recours aux fomentations tièdes sur le siége le plus habituel de l'éruption, et à un large vésicatoire sur la région sternale si la rétrocession semble menacer.

A cet exposé pratique succède un catalogue raisonné des ouvrages italiens qui ont paru sur ce sujet depuis Bertoletti, en 1744, jusqu'à Parmegiani, en 1847 (un seul français, Fœdéré). M. Bertini en cite 53, dont 23 contagionistes, 6 anti-contagionistes, et 24 sans opinion déterminée; il signale spécialement l'ouvrage d'Allioni *Tractatus de miliarium origine, natura, progressu et curatione.* Torini, 1758. Monographie pleine de faits et d'érudition, et dans laquelle tous les écrivains ont abondamment puisé.

Si le professeur Bertini avait eu le temps de fouiller la littérature française du demi-siècle qui vient de s'écouler, il aurait trouvé une foule d'ouvrages et de mémoires importants, en comprenant toutefois dans sa nosologie ce que nous désignons sous le nom de *sudor anglicus*, ou de suette miliaire. Ce que je connais le mieux à ce sujet, c'est l'épidémie des départements de l'Oise et de Seine-et-Oise, où je fus envoyé en mission par l'Académie en 1821. Je vais en esquisser quelques traits. Cette suette, qui atteignit soixante communes plus ou moins sérieusement, donna origine à deux excellents ouvrages, celui de l'académicien Rayer et celui du docteur Peyrelongue. J'avais moi-même rédigé un travail qui me parut une superfétation dès que je connus ceux de ces deux praticiens.

Toutefois, je dois à la science de révéler un fait curieux qui me semble mériter la publicité. J'étais tourmenté du désir de procéder à une inoculation, et je savais qu'elle pouvait se faire sans danger à Beaumont-sur-Oise, vu la bénignité de la maladie. Le médecin Bossion s'adressa à un commissionnaire à qui il avait gratuitement réduit une fracture de cuisse et qui consentit gaiement à subir cette légère opération, et réclamait pour le récompenser de sa résignation, s'il succombait, la promesse que nous ferions sonner pour lui la grosse cloche lors de son inhumation, comme pour les bourgeois.

Ferdinand Bouraire, vingt-six ans, garçon vigoureux, coloré, sans souci, fut inoculé le 21 août. Une matière limpide fut puisée dans des vésicules miliaires de Victoire Couron, couturière, au sixième jour de la maladie et au troisième de l'éruption. Je pratiquai six piqûres, trois à chaque bras. On aperçut aussitôt ce faible gonflement aréolaire d'un bon augure lorsqu'on insère le vaccin; l'aréole était rose-pâle, et ne persista qu'une demi-heure.

Deuxième jour. Rien d'apparent autre que de petites croûtes d'épiderme sèches.

Troisième jour. Le matin, petits points rouges, ronds, fort peu saillants, disséminés sur la région des omoplates. Il parut sur le soir quelques verdules transparentes.

Quatrième jour. L'exanthème prend de l'étendue.

Cinquième jour. La partie antérieure du thorax est couverte de boutons rouges, semblables à ceux qui avaient paru le troisième jour vers les omoplates. En même temps on aperçoit, surtout au dos, de nombreuses plaques rouges sans relief sensible, qui se nuancent de violet; les unes arrondies, d'autres oblongues et à bords festonnés. Au centre de ces plaques nous distinguâmes à l'aide d'une loupe de petites vésicules miliaires, blanches, abondantes surtout au ventre et aux cuisses.

Ce jour-là Bouraire, qui ne s'était pas alité, éprouva de forts étourdissements; il marchait comme un homme ivre. Il nous avoua que les boutons sortaient mieux et plus gros lorsqu'il se tenait chaudement. Le pouls conservait l'état normal; et bien que la langue fût couverte d'un enduit muqueux, l'appétit n'avait pas diminué.

Sixième jour. Les plaques violacées s'obscurcissent, et l'exanthème miliaire se sèche.

Septième jour. L'exfoliation commence, et la convalescence est assurée. Il n'y a pas eu de sueur apparente pour nous. Bouraire courait toute la journée au grand air.

Vingt exemples de cette nature jugeraient plus d'une question. « Eh! qui sait si la suette cutanée, qui se présente souvent à côté de la maladie asiatique, maladie que j'ai aussi nommée suette intestinale, ne possède pas le correctif du poison qui circule dans l'appareil vasculaire? Quel inconvé-

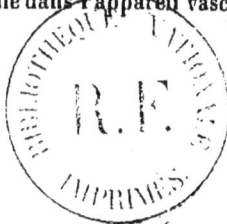

» nient y aurait-il de conserver le liquide des vésicules, com-
» me l'on conserve celui du vaccin, pour l'insérer lors de l'ap-
» parition du fléau ? etc. Pourquoi, pour nous aider dans nos
» conjectures, ne rappellerions-nous pas qu'à Paris, en 1832,
» tous ceux chez qui l'on a provoqué la suette artificielle ont
» été soustraits au développement de la période algide ? »

*Epidémie d'hydrocholadrée ou choladrée lymphatique a
Tours.* — Elle dura quatre mois et demi, du 30 mai au 15
octobre. On connut du 7 au 15 mai quatre malades venus de
Paris sans transmission manifeste du fléau asiatique ou sans
que la maladie prît un caractère épidémique. Lorsque l'épidémie commença, ce fut d'abord aux deux extrémités de la
ville, est et ouest, plus de deux mois après l'apparition de
celle de Paris. Cette invasion, comme partout, eut lieu dans
la classe ouvrière ou pauvre, et plus spécialement chez des
sujets habitués à des écarts de régime. La classe aisée a été
épargnée, sauf un petit nombre de personnes valétudinaires
ou qui commettaient des imprudences. On compta 900 malades tant de cholérine que d'hydrocholadrée confirmées. Un do-
cument positif fixe la mortalité aux deux tiers de ceux qui
étaient parvenus à la période algide.

La cholérine, le mot est bon, parce qu'il y a réellement un
mélange de matière bilieuse, et cette autre période que nous
reconnaissons à un flux de ventre uniquement séro-albumi-
neux constituent deux périodes de la même maladie qu'il importe de distinguer en thérapeutique. L'art guérit la première, l'art est impuissant contre la seconde.

La marche de la maladie et sa symptomatologie ne diffè-
rent en rien à Tours des autres contrées. On y compte
un assez grand nombre de partisans de l'infection zootique,
parmi lesquels je puis signaler MM. Bretonneau, Charcellay,
Giraudet. M. Giraudet, ayant revêtu en 1832 la chemise d'un
cholérique, fut agité pendant une journée entière par des
commotions électriques qui parcouraient tout le corps. L'opinion opposée a aussi ses partisans.

Les calculs statistiques pour Tours et la banlieue élèvent à
608 le chiffre des décès dans les deux épidémies de 1832 et
1849 : 366 femmes et 242 hommes. Dans la plus récente, on
a connu 7 femmes enceintes qui furent malades, cinq péri-
rent; la grossesse de cinq mois de l'une d'elles n'a nullement
été troublée. Le docteur Bouchut, nommé récemment médecin de nos hôpitaux après un brillant concours, a publié
d'excellents documents sur la question de l'influence qu'exerce
la choladrée lymphatique dans l'état de grossesse.

Le professeur Charcellay affirme que les nouveau-nés ont peu souffert; mais il signale un fait bien digne de remarque et que, dans l'intérêt de l'étiologie, il importe d'enregistrer avec soin. Un nouveau-né fut porté d'Amboise, où régnait la maladie, dans l'hospice des orphelins de Tours, où il mourut. Sur 10 jeunes filles réunies dans la même salle, 9 éprouvèrent la maladie et 4 succombèrent. L'infirmière qui avait donné ses soins au petit enfant fut atteinte la première.

En 1832, la division dite des bonnes femmes dans l'hôpital général eut 22 décès sur 44 habitantes. La proportion de la mortalité est encore plus forte qu'à la Salpêtrière à Paris. Les bonnes femmes à Tours souffrirent beaucoup moins en 1849 qu'en 1832.

Dans la division des aliénés, si maltraités par le fléau dans beaucoup d'autres régions, notamment à Nantes et Angers, il n'y eut que 4 malades, parmi lesquels il est bien important de distinguer deux formes intermittentes qui furent domptées par le sulfate de quinine. De ces quatre, une maniaque seule succomba, et dans les trois guérisons on compta une femme idiote, une démente et une infirmière. Le mal fut plus grand en 1832 chez les femmes, car on compta 11 décès sur 45 femmes présentes, et 1 idiot sourd-muet sur 25 hommes. Mais, en 1849, il y eut 6 décès, sur 8 hydrocholadréiques, parmi les 95 aliénés présents.

Il est bien remarquable que dans ce vaste établissement, destiné à tous les genres de maladies, l'invasion du fléau n'eut lieu qu'après l'introduction de plusieurs hydrocholadréiques de l'extérieur, en 1849 comme en 1832. 37 individus furent admis en 1849, et 18 succombèrent dans l'intérieur; parmi les présents il y eut 42 décès sur 110 qui furent atteints.

Les blanchisseuses ont beaucoup souffert. Je regrette de n'avoir pu prendre connaissance exacte du chiffre, car l'invasion de la maladie dans cette classe est un fait capital qui mérite le plus sérieux examen. Voici, en attendant la solution du plus grand des problèmes, ma conviction sur la nécessité des mesures préventives. Si au pied de chaque lit était placé un grand baquet à demi rempli d'eau pour y plonger le linge au fur et à mesure qu'il sort de dessus les malades, les blanchisseuses ne seraient pas victimées dans une plus haute proportion que les autres individus, à moins que l'eau ne soit considérée comme un auxiliaire dans le développement du mal.

Il faut encore, pour l'histoire de l'étiologie, noter qu'à Tours les couvents, les pensions, les collèges ont été parfaitement à l'abri de l'invasion. Il y aurait de belles conséquences à déduire de ces faits divers ; mais il faudrait, pour qu'elles eussent toute leur valeur, posséder des statistiques exactes. J'ai déjà cité quelques faits semblables pour Gênes (1).

Le professeur Charcellay a fait un bon nombre de nécropsies : les caractères anatomiques qu'il a constatés étaient en tout semblables à ceux que nous avions observés en 1832 à l'Hôtel-Dieu. Il a bien vu les ecchymoses du cœur et de l'origine des gros vaisseaux que j'ai décrites avec tant de minutie. Cependant, j'ai observé plus rarement ce phénomène en 1849, et il a manqué dans cette ouverture qu'au mois de décembre 1848 nous fîmes à Lille avec un soin si scrupuleux et qui est consignée dans le *Bulletin de l'Académie*. Au reste M. Charcellay a parfaitement observé ces nombreuses utricules que j'ai attribuées à des extrémités béantes des vaisseaux capillaires, et que MM. Serres et Nonat ont décrites sous le nom de psorentérie. En tout l'anatomie pathologique dans les deux épidémies démontre l'identité d'une maladie qui n'est, comme je l'ai dit tant de fois, qu'une *hémorrhagie de sang blanc*, et quelquefois d'un mélange de ce sang blanc ou sérum albumineux avec des globules rouges.

Prison cellulaire. — Nous voici arrivé à cet événement qui avait jeté l'effroi dans la ville et produit dans le monde médical autant d'impression que la déplorable catastrophe de la Salpêtrière, plus affreuse encore. Mon premier soin en arrivant à Tours fut d'étudier ce local et de rechercher la source de cette dévastation. Je fus, sous les auspices du professeur Thomas (2), accueilli par l'aumônier, qui, avec une bonté et une complaisance rares, voulut bien nous accompagner, et nous parcourûmes l'établissement depuis les caves jusqu'au faîte. Nous visitâmes aussi ce lieu souterrain où est le calorifère destiné à répandre une chaleur égale, uniforme : partout sécheresse, aucune odeur méphitique, rien en un mot qui pût déceler une cause délétère. La plus grande propreté est rigoureusement prescrite.

Et voyez comme nos théories favorites se trouvent souvent en défaut ! Partisan de la transmission par infection zootique, je me demande par quelle voie les miasmes émanés de la première malade, logée à l'extérieur, ont pu pénétrer dans ces cellules si hermétiquement closes ? Et, d'autre part, je me

---

(1) *Mémoires de l'Académie de Médecine*, t. XIV.
(2) Le professeur Thomas publie un bel ouvrage sur l'anatomie comparée. Le premier volume est sous presse.

fais cette question : Comment une cause épidémique, déjà presque éteinte dans la ville, vient-elle se ruer sur le local le mieux situé, le plus sain ? En vérité, les partisans des insectes ailés ont beau jeu dans ce chaos ; et si le bon Mojon vivait encore, lui qui a renouvelé et défendu la cause des insectes producteurs des épidémies, il ne manquerait pas de s'armer de ce fait.

J'ai dit que la ville de Tours était l'une des plus agréables, des plus saines. Si dans cette ville, si parfaitement située pour la salubrité, vous vouliez élever une maison de plaisance, vous choisiriez la rue du Mail, boulevard Bérenger, région du sud, loin de la Loire, qui longe le nord. Et si vous ne saviez pas ce qu'est le pénitentier, l'aspect de cet édifice vous séduirait au point de vous inspirer le désir d'en faire l'acquisition : que l'on se figure un bâtiment carré, long, neuf, isolé, placé entre deux parterres jonchés de fleurs, ornés d'arbrisseaux, précédé à une certaine distance par deux pavillons élégants qui sont destinés l'un à l'aumônier, l'autre au concierge. En face sont les deux boulevards Bérenger et Heurteloup, plantés de beaux arbres, qui, par l'émanation incessante de l'oxygène, contribuent à l'assainissement de l'atmosphère.

Tout était ouvert lorsque nous y pénétrâmes ; le mobilier avait disparu, il ne restait que quelques débris de paille dans les corridors.

La construction et la distribution des prisons cellulaires est, à l'étendue près, partout la même. Le système a été importé de Philadelphie, et la nouvelle prison que l'on construit à Paris est calquée sur ce modèle, que l'on décrie à tort. La prison de Tours, moins grande que celle de Paris, se compose à chaque étage de deux grands couloirs qui se coupent à angle droit, de manière à former quatre rayons, dont chacun repose à un centre circulaire. Les surveillants, placés dans ce centre, voient sans se déplacer tout ce qui se passe dans les quatre corridors. A l'extrémité de chacun des rayons, il y a des croisées vitrées qui occupent toute la hauteur et qui, ouvertes fréquemment, établissent des courants d'air vastes et rapides qui balayent et détruisent les émanations impures. Ainsi tout est parfaitement calculé dans de sages vues de salubrité. Les parties latérales de chaque allée sont garnies de cellules, dont chacune a un vasistas élevé et une ouverture de latrines. Une grille coupe en deux chaque cellule et ne gêne en rien la circulation de l'air. Enfin, une ouverture microscopique, forée sur la porte, permet d'observer tout ce qui se passe à l'intérieur sans être vu ; le silence le plus rigoureux est commandé aux gens de service. En dehors de tout cela, il y a plusieurs préaux à cloisons fort élevées destinés chacun à un promeneur solitaire.

L'épidémie de Tours était presque éteinte, lorsque le 11 juillet elle envahit l'établissement en commençant par le joli pavillon de l'aumônier. Marie Guibourt, sa domestique, était depuis six mois tourmentée d'une dysenterie, qui se transforma brusquement en choladrée lymphatique dans la nuit du 10 au 11 juillet. Elle expira vingt-quatre heures après et fut inhumée au bout de dix heures. Cette inhumation, faite avec une précipitation blâmable, témoigne de la terreur qu'inspire la présence des cadavres, et cependant rien n'est, à mon sens, moins susceptible de transmettre la maladie qu'un cadavre refroidi. Il nous est bien arrivé en 1832 de procéder à des nécropsies peu d'instants après le décès ; mais des précautions inouïes avaient été préalablement prises pour ne point nous exposer à un malheur *vésalien*, précautions que la science enseigne et que des ensevelisseurs ne se donnent pas la peine de mettre en pratique.

Du pavillon, la maladie pénétra dans la prison, et le 13, à trois heures du matin, elle se déclara chez un des détenus. Il y avait alors 90 prisonniers, dont 15 furent relâchés. Sur ces 15, on a perdu la trace de 3. Le chiffre resta donc à 87 pour l'observation. Il y avait aussi 26 employés. Le docteur Haime, l'une des notabilités de la ville, qui a fait connaître quelques particularités de cet événement, fit évacuer promptement les malades sur l'hôpital général et sur un hôpital provisoire. Ce fut au premier étage que l'épidémie débuta ; chaque étage contenait alors 30 prisonniers, dont il mourut 25 à ce premier, 15 au second et 19 au rez-de-chaussée.

Le professeur Charcellay raconte que dans le personnel des employés il y eut 9 malades et 9 décès.

Le poison était si actif que Baslet, incarcéré le 11 à six heures du soir, libéré le 12 vers midi, expira dans la nuit à onze heures à trois lieues de Tours.

Pierre Desmiez, âgé de quarante-trois ans, beau-frère de Marie Guibourt, qui était venu le 13 à Tours, coucha dans le salon de l'aumônier sur l'un des matelas de sa belle-sœur défunte. Le 14, il retourna chez lui à dix lieues de distance, et le 15 il décéda après douze heures de maladie.

Une lingère travailla chez le directeur les 11 et 12 juillet ; le 14 elle fut malade, et le 15 elle expira.

Opposons maintenant 1832 à 1849. A cette première époque, les détenus vivaient en commun dans une prison encombrée, sale, infecte, située sur le bord de la Loire et réunissant toutes les conditions d'insalubrité, et il n'y eut pas un seul malade. Ai-je tort de m'écrier sans cesse que nous savons fort peu de chose sur la choladrée lymphatique, sur son étiologie, souvent même sur les lois de l'hygiène? Une prison d'une propreté admirable, d'une aération parfaite, laisse introduire le fléau; une prison cloaque le repousse. Ceci me reporte naturellement à Rome, où l'invasion de l'épidémie, en 1837, eut lieu sur le *Monte Citorio*, le quartier le plus sain et peut-être le seul parfaitement sain de la ville éternelle.

Cependant, je dois signaler une particularité qui avait fixé mon attention et attiré celle de M. l'aumônier. L'ouverture des latrines dans chaque cellule avait dû exhaler et exhalait encore des vapeurs qui, au mois de juillet, étaient certainement plus insupportables. Mais, objecterons nous, cet inconvénient, qui mérite néanmoins d'être mentionné, n'existait pas pour le personnel des employés, pour la famille du directeur, pour le pavillon de l'aumônier, etc.

Je me reproche de n'avoir pas mesuré l'étendue des cellules, et cependant je suppose que chacune d'elles donne amplement les mètres cubes d'air hygiéniquement exigés pour la respiration de l'homme; mais il ne suffit pas d'avoir une masse d'air géométriquement calculée, il importe qu'il soit renouvelé, car il s'altère incessamment, non-seulement par la respiration qui rend de l'acide carbonique en échange de l'oxygène, mais encore par les exhalaisons de la peau.

Les vapeurs fournies par ces deux agents pèsent 38 grammes par heure, suivant les savants calculs de M. Dumas. A ces altérations incessantes de l'atmosphère, ajoutez les émanations que vomissent les ouvertures des latrines, et vous comprendrez que la cause intoxicante a pu en recevoir une nouvelle activité.

M. Dumas recommande de fournir à chaque adulte 33 centimètres cubes d'air par heure. Il sera facile désormais, toutes ces données étant connues, d'établir les procédés les plus favorables d'aération.

Cependant, l'habitude corrige les effets de la corruption de l'air dans les conditions les plus fâcheuses. On connaît l'histoire de ces prisonniers qui, vivant de longues années dans d'obscurs cachots, n'ont pu supporter l'action d'une atmosphère libre et pure. Dans mes voyages, j'ai recueilli un fait qui a quelque analogie avec ce dernier. Les cénobites de la grande Chartreuse passent une grande partie de leur existence dans des cellules en forme de caveau; on y descend par un escalier puant et obscur. Chaque cellule a une étendue de moins de la moitié de celles du pénitentier; la lumière n'y arrive que d'en haut par une étroite lucarne et aucun ventilateur n'y établit de courant pour le renouvellement de l'air. Y a-t-il là quatorze mètres cubes d'air? Pas même la moitié. A trois reprises différentes, j'y ai vu des malades, ce qui m'a permis d'étudier la localité. Et cependant ces moines, plongés les trois quarts de la journée dans ces caves, ont une longévité égale, sinon supérieure, à celle des hommes qui vivent dans les habitations les plus aérées.

Voici maintenant le contraste : j'eus l'occasion de me trouver à la grande Chartreuse à une époque où des prêtres des environs étaient venus y faire leur retraite. Presque tous étaient plus ou moins indisposés. Pourquoi? C'est tout simple : ils sortaient de l'air le plus pur pour séjourner dans des cellules qui ne l'étaient pas, et chacun comprend quel doit être l'effet de cette brusque transition.

Colonie de Mettray. — A environ huit kilomètres de Tours, il y a un admirable établissement de correction connu sous le nom de colonie de Mettray. C'est là que la charité et la bienfaisance s'exercent dans toute leur grandeur, dans toute leur puissance; c'est là que la vraie morale du Christ est mise en pratique dans toute sa divine majesté; il a été fondé et il est encore entretenu et dirigé par deux apôtres que la charité anime et remplit d'un saint enthousiasme, MM. de Metz et de Courteilles. Il y avait lors de notre visite 471 enfants repris de justice. La correction cellulaire y est en vigueur, mais comme simple punition temporaire calculée sur la gravité de la faute. A aucune époque la maladie asiatique n'y a pénétré.

Traitement. — Nous consumons chaque jour tous nos efforts à la recherche d'une thérapeutique bonne ou passable pour prévenir ou combattre avec quelque succès la période cyanique, et rien de ce qui peut satisfaire un esprit rigoureux ne se présente. Les médecins de toutes les régions, de toutes les zones ne négligent aucune investigation, aucun moyen légitime. Le charlatanisme seul met largement à contribution la crédulité et la terreur. Des milliers de recettes et d'arcanes infaillibles inondent chaque jour les feuilles périodiques ou assiégent les compagnies savantes. Quand donc arrivera ce siècle que la philosophie prophétise et appelle, ce siècle où l'intérêt privé, bardé de mensonge, s'humiliera devant l'amour du vrai? La souffrance humaine n'est-elle donc qu'une marchandise que l'on doive solder avec des rognures de fausse monnaie? Au point où nous sommes parvenus, il y aurait une statistique bien utile à faire pour l'épidémie en question, celle où figureraient uniquement les malades qui se sont contentés de quelques litres d'eau pour étancher leur soif : quelle leçon, nous médecins si fiers de notre savoir, nous recevrions de cet inventaire !

Cette exclamation *héraclitique* n'atténue en rien la gloire, le mérite et les vertus des médecins honorables qui, dans les villes que je viens de parcourir, Rennes, Nantes, Angers, Tours et Orléans, se sont maintenus sur la brèche et ont épuisé toutes les ressources de la science pour soulager les misères humaines.

La maladie asiatique s'est présentée à Tours, comme partout ailleurs, avec des signes prodromiques et des cas foudroyants ; ceux-ci sont évalués aux trois centièmes. Si le médecin, et nous le répétons sans cesse, était appelé dans les deux ou trois premières heures de l'invasion, nul doute qu'il assurerait presque toujours le triomphe de l'art. Cette période prodromique, inconnue dans la fièvre jaune, typhus d'Amérique, offre aussi plus de chances à l'avenir. Mais, en général, le flux intestinal fixe trop l'attention, car il n'est qu'un symptôme, qu'un effet de l'infection du sang ; nous disons plus, c'est la voie que la nature emploie pour expulser le poison par cette suette intestinale lorsqu'elle ne l'a pas expulsé par la suette cutanée. A Tours, on s'est néanmoins applaudi de l'association du tannin à l'opium.

Le professeur de clinique employait des moyens fort énergiques dans la période algide : frictions avec le chloroforme ou avec l'ammoniaque combiné avec la teinture de cantharides ; vésicatoires morphinés ; bains de vapeurs ; urtication ; sinapismes ; boissons stimulantes chaudes.

Il appliquait sur la colonne vertébrale une flanelle imbibée d'ammoniaque liquide sur laquelle il faisait passer un fer chaud ; c'était le procédé de notre vénérable ami Petit, médecin de l'Hôtel-Dieu de Paris, mort peu après l'épidémie d'un squirrhe au foie.

Il sera bien de rappeler ici que Petit et l'académicien Serres ont publié un excellent livre, tout d'observation, sur la fièvre entéro-mésentérique ; travail qui a donné l'éveil sur les désordres organiques de la maladie que l'on nomme aujourd'hui fièvre typhoïde et que, dans mes jours de ferveur, je désignais sous l'appellation d'iléodiclidite elcode (ulcéreuse) ; et puis-

que je suis à Tours, j'ajouterai que cette maladie est la dothi-
nentérite de Bretonneau.

Dans l'hydrocholadrée ou choladrée lymphatique, il importe
donc de bien distinguer les périodes ; car le traitement leur
est subordonné. Il serait possible, avec un peu de subtilité,
d'établir de nombreuses divisions ; mais, en réalité, il n'en
est que trois d'utiles : période prodromique, période cyanique
ou algide, période de réaction.

J'ai entendu l'académicien Rayer, qui a tant de profondeur
dans les vues, exprimer ses plaintes sur cette période de
réaction, qui lui paraissait aussi redoutable qu'indéfinissable.
J'avais hasardé jadis une explication que l'on trouvera de nos
jours trop mécanique, peut-être absurde, mais que Boerhaave
et Boissier de Sauvages auraient peut-être honorée d'un re-
gard d'indulgence. « Pendant la période algide, le sang s'é-
» paissit par la perte de sa lymphe ou sérum ; la circulation
» se suspend en partie, et la masse cérébrale ne reçoit plus
» qu'imparfaitement cette impulsion continue que lui trans-
» met habituellement le choc artériel. Puis tout à coup la
» circulation se ranime ; le choc artériel renouvelé vient
» heurter ce tissu si fin, si délicat qui n'y était plus accou-
» tumé ; il faut pousser avec effort ce caillot, cette gelée de
» groseille, terme de comparaison. De là le trouble des fonc-
» tions cérébrales et cet appareil de symptômes de surexcita-
» tion qui appartiennent bien à l'encéphale. Déjà la maladie
» est changée ; la maladie n'est plus de même nature ; l'in-
» toxication n'existe plus. »

Bien que j'aie exprimé mon indignation contre ce hideux
charlatanisme qui spécule criminellement sur les infirmités
humaines, je ne suis pas de ces gens moroses, *lau-
datores temporis acti*, qui ne voient rien de louable dans le
temps présent. Je pense au contraire que l'époque ac-
tuelle vaut mieux que celle des siècles passés. Il y a parmi
nous plus de respect pour les mœurs, plus d'amour pour
l'humanité, plus de grandeur dans le dévouement. Voyez,
pour ce qui a trait à notre profession et ce qui touche aux
épidémies, cette foule de jeunes élèves qui, sous le patronage
de leurs maîtres, se sont consacrés, non sans connaître le
danger, au soulagement des malades. Partout les hôtels des
monnaies ont fait grincer leurs balanciers pour graver le
bronze en leur honneur. Mieux aurait valu, pour eux et pour
tous, un parchemin avec ces mots : *Vous avez bien mérité de
l'humanité !* Le parchemin encadré les aurait rendus plus
glorieux que la possession d'un Raphaël ou d'un Dominiquin,

et aurait servi dans la famille d'exemple et d'encouragement à perpétuité.

Horace aurait pu dire : « Nous valons moins que nos an- » cêtres, et nos neveux vaudront moins que nous. A des pères » corrompus succéderont des enfants plus dépravés. » Imitation de ce qu'avait buriné Théocrite deux siècles auparavant, et que Juvénal a imité diversement cent vingt ans après. Mais les générations, au temps de cette *vaticination*, étaient parvenues au sommet de cette pente rapide et glissante où elles allaient se précipiter sous la verge de fer de quelques monstres qu'il fallait imiter sous peine de martyre.

Pour établir encore une comparaison plus tranchée, puisqu'elle repose sur les faits, reportons-nous à des époques plus reculées, à cette peste d'Athènes, si connue par la relation de Thucydide, qui en fut atteint lui-même. L'historien raconte que les malades et les morts étaient délaissés, pendant que leurs parents et connaissances se livraient à tous les excès imaginables, ne sachant pas s'ils auraient un lendemain. Franchissons maintenant ce long intervalle, et à ce siècle pervers, qui cependant était celui de Périclès, opposons ce qui se passe de nos jours, tant et tant décriés. Parmi nous, les simples citoyens et les magistrats se sont fait un devoir, se sont imposé la vertueuse obligation de porter des consolations aux affligés. Si je devais seulement publier tout le bien qui s'est fait à Tours, j'aurais à parcourir l'échelle depuis les sommités administratives jusqu'aux rangs inférieurs. Je montrerais monsieur le préfet de Sivry, visitant sans cesse les hôpitaux et pénétrant jusque dans la clinique du docteur Charcellay, pour porter partout des témoignages de sa bienfaisance et de sa charité. L'immortel Belzunce ne fit pas mieux dans la peste de 1721.

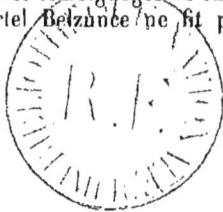